C.

C.

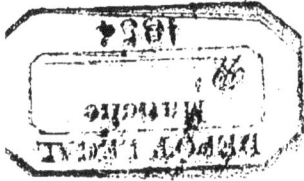

RÊVERIES

ou

ESSAIS POÉTIQUES,

PRÉCÉDÉS D'UNE CHANSON

SUR

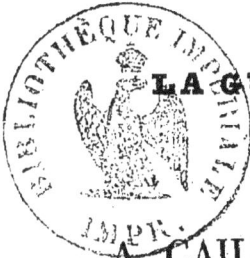

LA GUERRE D'ORIENT,

PAR

A. CAILLEBOTTE-LA-VENTE,

Avocat à Ger (Manche).

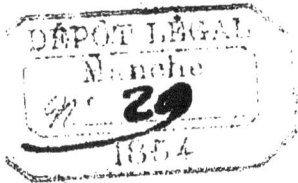

Aimez-vous le latin? — on en a mis partout.
Væ his qui scandalisantur!...

SE TROUVE :

CHEZ LES LIBRAIRES DU DÉPARTEMENT.

—

1854.

PRÉFACE.

—

A l'apparition d'un Journal littéraire à Mortain (décembre 1843), le plaisir de voir mon pays natal sortir enfin de l'ornière de la routine, et le souvenir de quelques lauriers, cueillis sur les champs de bataille de l'Université, en concurrence avec de studieux élèves, aujourd'hui renommés dans plusieurs professions libérales, me suggérèrent l'idée de contribuer à fonder le nouvel édifice.

Cet opuscule n'est, en grande partie, qu'une seconde édition de Feuilletons publiés, sous divers pseudonymes, par la presse Mortainaise, fruit de mes promenades solitaires, dans les sentiers ombreux de la forêt de Ger, et sur les rochers moussus qui décorent, d'une manière si pittoresque, la petite ville de Mortain.

S'il se trouvait quelques lecteurs, qui en trouvassent la rédaction trop excentrique, je les prierais de ne pas oublier que, suivant la juste expression de l'immortel Buffon, *le style est l'homme même.*

Si d'autres demandaient pourquoi, tournant facilement les vers, je n'en fais pas davantage, ils trouveraient une réponse à cette question, dans la crainte que j'éprouve d'aborder des sujets déjà traités. Je dois donc avouer ici, qu'en littérature, je n'ai pas plus de sympathie pour cette espèce de *singes*, connus sous le nom de *plagiaires*, qu'en politique, pour les *reptiles*, les *caméléons*, et les *chauves-souris*. Je ne crois pas, toutefois, que, pour ne pas mériter cette dernière épithète, il soit nécessaire de se proclamer *monarchiste* ou *républicain* ; je pense, au contraire, que l'application de la maxime : *la forme emporte le fond*, doit être limitée à la procédure.

A la fin de l'ouvrage, le lecteur trouvera des notes, qui, au besoin, lui faciliteront l'intelligence du texte.

MM. les Libraires peuvent adresser leurs demandes (*franco*) à M. Salettes, imprimeur-libraire à Coutances.

CHANSON.

—

Et campos ubi Troja fuit!...

Entendez-vous le bruit de ces puissans Etats
S'écroulant l'un sur l'autre avec un long fracas ?
CHÊNE-DOLLÉ.

1.

Le Czar, docteur en *imposture*,
De ses remparts voit les dégâts :
Malgré leur solide structure,
Nos bombes hachent ses soldats.
Il dit que ce feu d'artifice
Charme les yeux de ses sujets;
Français, Turcs, Anglaise milice,
Chauffez *à blanc* tous vos boulets.

2.

Au sifflement de la mitraille,
Qui lui rappelle ses combats,
Déjà la Pologne tressaille,
Et son cercueil est en éclats.
Aux coups répétés de la foudre,
Subissant l'arrêt du destin,
Que Nicolas morde la poudre,
De Balthazar nouveau festin !

3.

Il luira le jour de colère,
Jour de terrible châtiment :
Oui, l'Occident du fameux Pierre
Annulera le testament.
En vain le pape moscovite,
Pour brûler tous ces diables-là,
Voudra changer en eau bénite
Les flots sanglans de la Néva.

20 décembre 1854.

A M. L'ÉDITEUR DU *JOURNAL DE MORTAIN.*

Nascuntur poëtæ , fiunt oratores.

Puisqu'à votre Journal chacun doit un tribut ,
Du premier jour de l'an je date mon début.
Ce n'est pas que du ciel je sente l'influence ;
Mais faut-il, pour cela , me réduire au silence ?
Non. Je ne prétends point , en vers harmonieux ,
Prendre un sublime essor vers le séjour des Dieux.
Je sais m'apprécier , et ma naissante muse
A cueillir quelques fleurs dans les forêts s'amuse.
Ainsi, dans un vallon , on voit un faible oiseau
Voltiger , en chantant , sur un jeune arbrisseau ,
Tandis que l'aigle altier , ennemi de la terre ,
S'élance vers la nue où gronde le tonnerre.
Ne peut-on pas , d'ailleurs , sans la perfection ,
Des lecteurs indulgens fixer l'attention ,
Et laisser les censeurs , dévorés par l'envie ,
Traîner , en critiquant , leur inutile vie ?
Disciples de Cujas, disciples de Broussais ,
Veuillez encourager mes timides essais.
Né parmi les rochers , sur les bords de la Cance ,
Je crois avoir des droits à votre bienveillance.
Accourez sur mes pas au temple des Neuf-Sœurs ;
Ainsi que tous les arts, leur culte a ses douceurs.
Je vous fais un appel , et bientôt pour cortége ,
J'espère au moins avoir ces amis de collége ,
Qui, pour prix de leurs vers , ont souvent remporté
Les précieux lauriers de l'Université.
Vous tous qui possédez le talent pour partage ,
Soit en vers , soit en prose , écrivant une page ,
Payez votre tribut au journal de Mortain.
Avec votre concours son succès est certain.

Janvier 1844.

PARODIE MYTHOLOGIQUE.

—

Ainsi qu'en un parterre, on voit diverses fleurs,
Pour enchanter les yeux, marier leurs couleurs :
La blancheur du muguet, et l'éclat de la rose;
Ainsi notre Journal, aux vers mêlant la prose,
Doit bannir les ennuis de l'uniformité,
Et charmer le lecteur par la variété.
Sur la plus belle prose aisément on se blase;
Varions nos plaisirs en montant sur Pégase.
Moi, simple villageois, qui *d'équitation*,
Dans mon chétif hameau, n'ai pas reçu leçon,
A travers nos rochers, nos bois et nos cascades,
Sur ce coursier ailé, je fais des promenades,
Et dût-il dans la lune aujourd'hui m'emporter,
A grimper sur son dos je vais me hasarder.
Ce projet, Mortainais, est vraiment téméraire,
Mais soyez indulgens : je cherche à vous distraire.
Il faut, pour un moment, vous faire illusion,
Et voir dans l'*Ermitage* un nouvel *Hélicon*.
Enfin de *Périnet* la modeste fontaine
A vos yeux maintenant doit être l'*Hippocrène*.
Et toi, mon cher coursier, ne sois pas trop rétif;
A ma narration tâche d'être attentif.
Je prétends exposer ta généalogie,
D'après ce que j'ai lu dans la Mythologie.
A Méduse Neptune un jour offrit son bras
Pour aller chez Minerve; elle y fit un faux pas.
Comment oser ainsi perdre une jeune fille !
Sans doute il fut épris; elle était si gentille !
La Déesse en courroux, la *coiffa* de serpents;
On n'avait pas encore inventé les couvents.
Une fille, aujourd'hui, fait-elle une sottise,
Sous les verroux d'un cloître à l'instant elle est mise.
Un père quelquefois prend un autre parti :
En dotant sa donzelle, il lui trouve un mari.
C'est l'époux, dans ce cas, qui change de *coiffure*.
Tout ce que je vous dis est la vérité pure.

De Minerve voyez quel était le courroux!
Regardait-on Méduse, aussitôt en cailloux
On était transformé. Pourtant l'adroit Persée
Lui fit sauter la tête avec sa grande épée.
Le sang de la Gorgone en bouillonnant jaillit,
Et Pégase naissant, sur l'*Hélicon* bondit.
De son pied vigoureux il perça la fontaine
Qu'on nomma *Périnet*, ou plutôt *Hippocrène*.
Arrêtons-nous ici; je vous ai raconté
Tout ce qui peut piquer la curiosité.
Si de plus longs détails un lecteur est avide,
Qu'il aille les chercher chez mon *confrère* Ovide.

Janvier 1844.

PARODIE DE LA ROMANCE:
JEUNE FILLE AUX YEUX NOIRS.

—

I.

Jeune fille aux pieds nus, toi pour qui je soupire,
Tiens! voilà des sabots, des bas et des chaussons;
De vieux garçons ainsi prétendaient me séduire,
Eh bien! j'ai méprisé l'offre des vieux garçons.

Je rejette
La toilette
Comm' n'étant
Pas d' mon rang;
Je préfère
Ma misère
Aux atours
Sans amours.

II.

Des jeunes gens m'ont dit : monte dans nos mansardes,
Nous t'offrons des rubans, des robes de velours!
Et moi j'ai répondu : Messieurs, les mêmes hardes
Me servent le dimanche et tous les autres jours.
Je rejette, etc.

III.

A son tour, un berger, n'ayant pour tout potagé
Qu'un malheureux troupeau, m'a dit : reçois ma foi;
En lui tendant la main, moi j'a dit : je m'engage
A n'épouser jamais d'autre garçon que toi.

Je rejette, etc.

Janvier 1844.

UN ACCÈS DE MÉTROMANIE.

—

Trahit sua quemque voluptas.

Savez-vous, Mortainais, quel est mon embarras?...
Je cherche un sujet neuf, et je n'en trouve pas.
Vingt fois, pour commencer, j'ai déjà pris la plume;
En efforts impuissans ma muse se consume.
Avant moi, des auteurs ont, dans des vers pompeux,
Raconté les hauts faits des Héros et des Dieux.
Il n'est pas un objet, dans toute la nature,
Dont ils n'aient entrepris la fidèle peinture.
Je crois que, si l'un d'eux s'était aussi douté
Du triste résultat de sa fécondité,
Sur mes futurs soucis il eût rimé d'avance;
C'est à n'y pas tenir! C'est à perdre espérance!
Maudits soient les auteurs! « Arrête, dira-t-on,
» Ils n'ont pas mérité ta malédiction;
» Savaient-ils, qu'un beau jour, de la métromanie
» On te verrait atteint? De cette maladie
» Il faudrait te guérir. Pourquoi fais-tu des vers? »
Parce que je le veux! Chacun a ses travers :
L'un, au coin de son feu, consacre les veillées
A des combinaisons de cartes bigarrées;
Tour à tour le piquet, le wist et le boston
Deviennent les objets de sa distraction.
Oh! surtout quand il dit : je demande *misère*.
Que j'ai *pitié* de lui! (j'aime que l'on prospère).
L'autre *carambolant*, et les jours et les nuits,
D'un billard, en deux mois, vous use le tapis;

Sa passion des draps fait fleurir le commerce.
Un troisième, à son tour, d'illusions se berce :
A lire les journaux il creuse son cerveau,
Dans l'espoir de trouver quelque chose de beau ;
Du beau dans les journaux ! Pour moi, la politique
N'est plus, depuis long-temps, qu'une fille publique
Prodiguant ses faveurs aux plus ambitieux.
Je recule d'horreur à son aspect hideux !
Un quatrième enfin observe la mesure
En froissant un parquet, de sa fine chaussure ;
Et malheur à celui qui n'aime pas le bal,
Aux yeux de ce *Vestris*, c'est un *original*.
Je viens de critiquer ; c'est à tort, je l'avoue.
Qu'on lise les journaux, ou qu'on danse ou qu'on joue,
Je ne dirai plus rien ; mais de votre côté,
Laissez-moi composer en toute liberté.
Malgré votre talent, Docteurs, je vous défie
De pouvoir me guérir de la métromanie ;
Chez moi déjà le mal est à l'état *aigu :*
Tous vos *médicamens* deviendraient sans vertu.
Rien ne peut m'arrêter dans l'ardeur qui m'anime ;
J'observe la césure, et je trouve la rime.
Censeurs, perdez l'espoir de me décourager ;
Car je continûrais, pour vous faire *enrager*.
Ne puis-je pas, d'ailleurs, sans consulter personne,
Du journal de Mortain remplir une colonne ?
Amateurs de billard, de danse et de boston,
Vous tous dont, en mes vers, j'ai peint la passion,
Croyez-moi, le bonheur est dans l'indépendance ;
Jouez, carambolez, dansez à toute outrance,
Puisque c'est votre goût. Bravez les quolibets,
Ainsi que nos soldats affrontent les boulets.
Lecteurs, en terminant, j'ai besoin de vous dire
Pourquoi j'ai décoché quelques trait de satire.
Blaguer, surtout en vers, est un plaisir pour moi ;
Je me trouve, en *blaguant*, bien plus heureux qu'un *roi*.
Je suis l'esprit du siècle : à Madrid, comme à Prague,
A Londres, à Paris, partout enfin, on *blague*.

Février 1844.

EPIGRAMME.

—

« Quoi! vous vous abonnez au journal de Mortain! »
S'écriait un censeur, d'un ton plein d'ironie;
« Vous croyez qu'il peut vivre!.. eh bien! j'en suis certain,
» Sa naissance sera de son trépas suivie.
» — Mon cher, dit l'abonné, vous êtes dans l'erreur :
» De sauver cet enfant nous avons l'espérance ;
» Franchement, peut-on dire, en voyant sa vigueur,
» Qu'à trois mois tout au plus, remonte sa naissance?
» — N'importe : avant six mois, je le verrai mourir.
» — Vous le verrez mourir!... oh! non, je le parie.
» — Pourquoi serais-je donc privé de ce plaisir?
» — Parce qu'avant ce temps, vous serez mort d'envie. »

Février 1844.

SYMPTOMES ET PROGRÈS DE LA MÉTROMANIE.

—

Principiis obsta ; serò medicina paratur,
Cùm mala per longas invaluère moras.

Enfin je n'y tiens plus! Je ne sais quel lutin
Vient me dicter des vers, le soir et le matin.
Depuis long-temps soumis à sa vive influence,
Malgré moi, très-souvent, j'ai rompu le silence.
J'étais bien jeune encor, quand cinquante-deux francs
Me donnèrent le droit de m'asseoir sur les bancs
De l'*Université* : là, furent consacrées
Au latin comme au grec mes plus chères années.
Dans plusieurs facultés, j'obtins quelques succès ;
Je fis en vers latins, de sensibles progrès.
Je lisais, relisais les ouvrages d'Ovide,
L'éloquent Cicéron me semblait insipide.
Avec quel doux plaisir, ô Racine, ô Boileau,
De vos vers enchanteurs je meublais mon cerveau !
J'aimais à réciter vos plus belles tirades
Au bruit tumultueux de nos blanches cascades.

Que de fois j'ai foulé, vos œuvres à la main,
La moussé des coteaux, qui couronnent Mortain.
Avec peine je vis finir ma rhétorique;
Dans les détours sans fin de la métaphysique
Il fallut m'engager, pour me mettre en état
De subir l'examen du baccalauréat.
Ainsi le voyageur regrette le murmure
Des limpides ruisseaux fuyant sur la verdure
D'une verte oasis, s'il arrive aux déserts,
Où de sables mouvans l'œil ne voit que des mers;
Mais peut-on comparer les plaines de Lybie
Aux sentiers tortueux de la *blagologie?*
Devenu bachelier, de toutes vos erreurs
Je ris ouvertement, ténébreux *ergoteurs.*
Je me croyais sauvé, quand un nouveau dédale
S'offrit à mon esprit, dans notre Capitale.
Avocats, de vous tous, qui ne fut aux abois,
En voyant la *Chicane* et ses obscures lois?
Nous avons, j'en conviens, quelques points hors de doute,
Qui de la vérité nous indiquent la route;
Tandis que l'*ergoteur*, ne sachant d'où partir,
Flotte dans l'incertain; on peut anéantir
Son système, en niant. Le plus grand philosophe
N'égale pas l'auteur de la plus faible strophe;
Voilà mon sentiment! Peut-être mon lutin
Me fait-il de l'erreur prendre ici le chemin.
Après m'avoir suivi sur les bords de la Seine,
Chaque jour, avec moi, partout il se promène.
Que de fois, Duranton, après ton triste cours,
Pour chasser les ennuis, il vint à mon secours!
Dans le quartier latin, une chambre enfumée
A l'hôtel de la paix, me reçut une année.
Des chicaneurs en herbe, et quelques *carabins*,
Maintenant avocats, et docteurs-médecins,
Du malheureux portier envahissaient la loge.
(Vous savez qu'en ce lieu chaque élève s'arroge
Le droit de commander.) La conversation
Roulait, presque toujours, sur le *grand* Saint-Simon;
Moi, qui suis ennemi de sa fausse doctrine,
Pendant qu'ils discutaient, j'allais dans la cuisine

Charbonner les parois d'impitoyables vers,
Et contre Saint-Simon, et contre ses travers.
Quant à mes quolibets ils se virent en butte,
Chicaneurs, carabins, tous entrèrent en lutte.
Au bout de quinze jours, corridors, escaliers
Présentèrent aux yeux des poëmes entiers ;
On redoubla d'ardeur, et notre barbouillage
S'étendit du premier au quatrième étage.
Si je m'en souviens bien, le combat ne cessa
Qu'au moment où Paris subit le choléra.
Depuis plus de dix ans, rentré dans mon village,
J'ai voulu de mon temps faire un juste partage
A Thémis, aux Neuf-Sœurs ; jusqu'ici mon lutin
Sur le lot de Thémis a fait un bon butin.
Où fuir, pour l'éviter ? Je change en vain de place ;
Aux champs comme à la ville, il découvre ma trace.
Morphée a-t-il sur moi répandu ses pavots,
Aussitôt il accourt, et trouble mon repos.
Encor si je veillais, je pourrais me distraire
En faisant quelques vers, car un célibataire
Est rongé par l'ennui, quand il ne s'endort pas.
(Pour vous, heureux maris, c'est un tout autre cas.)
Le soleil brille-t-il, je descends dans la rue,
Tandis que mon esprit s'élance dans la nue ;
Si j'aborde quelqu'un, parfois d'un vers nouveau
Je marque la mesure en ôtant mon chapeau.
Lecteurs, vous le voyez, le mal est sans remède ;
Quand mon lutin commande, il faut bien que je cède.
Terminons donc ces vers ; il vient de l'ordonner.
Je craindrais, comme lui, de vous importuner.

Mars 1844.

AUX MORTAINAIS.

—

Mes vœux sont accomplis : à l'ombre des ormeaux,
Je n'enflerai plus, seul, mes rustiques pipeaux ;
Avez-vous entendu l'Ermite de la Cance ?
Ciel ! malgré son grand âge, avec quelle cadence,

Avec quelle vigueur, son éclatante voix
Fait retentir au loin les échos de nos bois !
Qui lui donne ce ton ? N'est-ce point la Naïade
Que, sous son humble toit, il a pour camarade ?
Les temps son bien changés : jadis *frère Gaillard*
Après avoir quêté du pain bis et du lard,
Cultivait de ses mains le petit héritage,
Que nous connaissons tous, sous le nom d'*Ermitage.*
Tout seul dans son jardin, ce vieillard, tous les jours,
De ses heureux travaux interrompait le cours,
En adressant au ciel de ferventes prières,
Pour obtenir de lui le salut de ses frères.
De se sauver, au reste, il est plus d'un moyen,
Et je crois notre Ermite un excellent chrétien.
Parmi vous, Mortainais, personne, je le pense,
N'ose lui reprocher d'avoir vanté la danse ;
Ne savez-vous pas bien que la *Vierge* dansa,
Sans le moindre scrupule, *aux noces de Cana ?*
Elle eût aussi valsé, si c'eût été la mode.
Chaque chose a son temps : les costumes, le code,
Les usages, les mœurs et les *commandemens*
Ont subi, plusieurs fois, d'importans changemens ;
Mais la danse vivra, jusqu'à la fin du monde,
Sous forme de quadrille et sous forme de ronde.
Dansez donc, Mortainais, au bruit des doux accords,
Qui déjà de la Cance ont égayé les bords.
Que ces sauvages lieux, berceau de notre enfance,
Surpassent en gaîté le reste de la France !
Pour nous, aimable Ermite, employons nos loisirs
A chanter les amours, la danse et les plaisirs.
L'hiver fuit loin de nous ; maintenant la nature
Prépare, pour les jeux, sa plus belle parure.
Chère Naïade, au lieu de quitter nos ruisseaux,
Près de moi, sans rien craindre, accours sous les ormeaux,
Car, si jamais quelqu'un a la folle imprudence
De répandre sur nous la moindre médisance,
Imitant, dans mes vers, le mordant Juvénal,
Je *flétrirai* son nom, en tête du Journal.

Avril 1844.

MON HAMEAU.

—

Amárunt Di quoque sylvas....

Sur les bords de l'Egrenne, au milieu d'un coteau,
S'étend vers l'orient mon paisible hameau.
Une vaste forêt, océan de verdure,
De ses arbres touffus formant une ceinture,
Lui donne un peu l'aspect de ces tristes îlots,
Que le nautonnier trouve isolés sur les flots.
Tels on voit des rochers, sur ces désertes plages,
De leurs verdâtres blocs hérissant les rivages,
S'élever vers le ciel, semblables à des tours,
Et tracer dans la mer d'irréguliers contours;
Tels des hêtres portant leurs têtes dans la nue,
Du hameau dans les bois limitent l'étendue.
Quelquefois agités par le souffle du vent
Ces arbres font entendre un sourd bruissement,
Tandis que des oiseaux cachés dans le feuillage,
Célèbrent le printemps par leur joyeux ramage.
Quel merveilleux instinct ! La pie et le corbeau
Choisissant pour leurs nids le sommet d'un rameau,
Affrontent les assauts. La perdrix, la bécasse
Ici n'ont pas besoin de la loi sur la chasse
Pour vivre en sûreté; consultant ses besoins
Le sage laboureur consacre tous ses soins
Aux stériles guérets; car, sans l'agriculture,
Il attendrait en vain les dons de la nature.
Célune, c'est aux champs jaunissant sur tes bords
Que l'injuste Cérès prodigue ses trésors :
Quel contraste frappant ! D'un côté, l'indigence ;
De l'autre, les bienfaits d'une heureuse abondance.
Maintenant esquissons à grands traits le tableau
Qu'offre, à l'intérieur, mon modeste hameau :
Au milieu de vergers, à l'abri d'un gros hêtre,
Une simple maison, par son aspect champêtre
Et son isolement, rappelle les chalets,
Que la Suisse renferme au sein de ses forêts.

Sur ses murs, des pêchers étendant leur verdure
Lui forment en septembre une utile parure.
Des arbres dont le fruit contient une liqueur,
Du champagne imitant le goût et la couleur,
Alignés sur deux rangs présentent à la vue,
Auprès de la maison, une belle avenue.
Dans un jardin voisin, de ses jolis bouquets
Le lilas embellit la charmille en bosquets.
Plus loin, quelques ruisseaux avec un doux murmure
Arrosant les vallons d'une onde toujours pure,
Se jettent dans l'Egrenne; ô comble du bonheur !
Je crois encore ici respirer la fraîcheur
Que j'aimais à goûter sur les bords de la Cance,
Bords où, trop vite hélas ! s'écoula mon enfance.

Mai 1844.

AUX CENSEURS.

—

La critique est aisée et l'art est difficile.

Dans un hameau voisin, un malheureux vicaire,
Sans être préparé, montant un jour en chaire,
Voulut improviser un éloquent sermon
Contre les ennemis de la religion.
Depuis une heure entière aux fleurs de rhétorique
S'efforçant d'allier les règles de logique,
Sur des charbons ardents, au milieu des enfers,
Il *rôtissait* Voltaire et ces auteurs pervers,
Dont les tristes écrits étendent leurs ravages
Des plus grandes cités aux plus petits villages;
Enfin perdant le fil de la discussion,
Il ne peut arriver à la péroraison.
Pendant quelques instants, il médite en silence.
Ses grossiers auditeurs ont alors l'insolence
De converser entr'eux en riant aux éclats.
Comme autrefois Bridaine, il ne se trouble pas :
« Si parmi vous, dit-il, quelqu'un prétend mieux faire,
» Je vais avec plaisir lui céder cette chaire. »
— Moi, qui suis le moins fort de tous les rédacteurs
Du journal de Mortain, je dis à nos censeurs :

Au lieu de déchaîner contre nous votre rage,
(En vain, sachez-le bien!) ayez donc le courage
De nous élucubrer quelque brillant morceau,
Qui nous inspire un jour le sentiment du beau.
A l'apparition de ce parfait modèle,
Ne pouvant avec vous entrer en parallèle,
Nous cesserons d'écrire, et, sans être jaloux,
Nous vous proclamerons plus habiles que nous.
Ainsi, quand Philomèle, en un riant bocage,
Enchante les échos par son tendre ramage,
Sagement attentif le peuple ailé des bois
Aux chants mélodieux n'ose mêler sa voix.
Censeurs, si vous gardez plus long-temps le silence,
Je persiste à penser que c'est par impuissance.
Est-il, parmi vous tous, quelqu'un assez hardi
Pour me donner bientôt un puissant démenti?
J'ignore; en attendant *cet astre littéraire*,
Qui doit des écrivains éclipser le vulgaire,
Je puis, errant en paix le long des frais vallons,
De quelques nouveaux vers orner nos feuilletons.
Ainsi, lorsque la nuit a déployé ses voiles,
On voit au firmament d'innombrables étoiles
Jetant dans le lointain une faible lueur,
Des ténèbres du ciel dissiper l'épaisseur;
Mais paraissant à peine aux bords de l'hémisphère,
Phébus a-t-il lancé ses gerbes de lumière,
A l'aspect de ce Dieu les astres pâlissant,
Jusqu'à la fin du jour rentrent dans le néant.

Mai 1844.

LE GROS CHÊNE.

—

Nescio quâ natale solum dulcedine cunctos
Ducit et immemores non sinit esse sui.

Ainsi qu'un jeune époux, à chaque instant du jour,
Caresse avec plaisir l'objet de son amour;
Ainsi je m'abandonne au penchant qui m'entraîne,
En prenant pour sujet le bassin du *gros Chêne*,

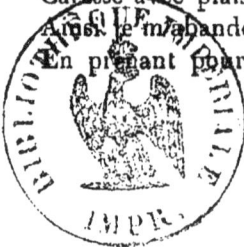

Où la Gance, à l'abri de quelques arbrisseaux,
Dans un lit sablonneux laisse dormir ses eaux.
Un vieux chêne, autrefois, debout sur le rivage,
Aux amateurs de bains procurait de l'ombrage ;
Tandis que maintenant les malheureux baigneurs
Ne peuvent du solstice éviter les chaleurs.
C'est là qu'avec plusieurs jeunes-gens de mon âge,
De la natation je fis l'apprentissage :
Chacun de nous, muni d'un paquet de glaïeul,
Aux secrets de cet art s'initia tout seul.
Ils sont passés ces jours de notre adolescence ;
Où, simples écoliers, avec impatience,
Nous attendions la fin de la classe du soir,
Et même au lendemain remettions le devoir ;
Pour rivaliser tous d'adresse et de courage,
En passant, repassant la rivière à la nage.
Nous avons, il est vrai, de dignes successeurs :
Si tous sont nos riveaux, plusieurs sont nos vainqueurs.
Quand le métal sonnant, vers le soir, se balance,
De son banc tout-à-coup chaque écolier s'élance,
En criant : *au gros Chêne !* et sans aucun retard,
Pour cet endroit chéri tout le bataillon part.
Il arrive, et soudain Virgile et Tite-Live
Avec les vêtemens, sont jetés sur la rive.
Quelques instans après, on voit les plus hardis
Plonger dans le bassin, en poussant de grands cris ;
Bientôt sur le gazon il ne reste personne.
Sous le poids de leurs corps l'eau s'agite et bouillonne.
A ce bruit, à ces cris poussés de toutes parts,
On croit, sur un marais, entendre des canards
Annoncer bruyamment l'approche d'un orage.
Quel bizarre tableau ! quel infernal tapage !
L'un nage sur le ventre, un autre sur le dos ;
Un troisième, à son tour, veut imiter les flots,
En chassant, de son pied, l'onde vers la prairie.
Cette scène d'une autre est à l'instant suivie :
Un baigneur dans les eaux éprouvant un frisson,
A l'ardeur du soleil, s'assied sur le gazon ;
Mais alors un nageur s'approchant du rivage,
D'une subite pluie inonde son visage.

L'autre dans le bassin s'élançant tout-à-coup,
Saisit son adversaire et lui fait boire un coup.
Enfin chaque écolier prend part à la bataille,
Et couvre ses voisins *de liquide mitraille.*
Le bataillon entier, revenu dans Mortain,
Se disperse gaîment, en disant : *à demain !*
Permettez, mes amis, qu'empruntant à l'histoire
Un fait, depuis long-temps, gravé dans ma mémoire,
Je signale, en mes vers, à votre attention
Un des plus grands dangers de la natation.
Souvenez-vous toujours qu'à Tarse, en Cilicie,
Alexandre-le-Grand faillit perdre la vie ;
Vous savez que ce Roi, vainqueur de Darius,
Tout couvert de sueur plongea dans le Cidnus.
Terminons ces détails ; car le fougueux Pégase,
Après avoir franchi le sommet du Caucase,
Pourrait me transporter dans l'Empire chinois :
Que ferait, en ces lieux, un pauvre villageois ?

Juillet 1844.

A JEAN QUI CONTE.

—

Jean qui conte, ou plutôt, *Jean qui ne conte pas,*
Je me trouve aujourd'hui dans un grand embarras.
Depuis plus de six mois tu gardes le silence ;
Est-ce mauvais vouloir, ou bien insouciance ?
Ou bien encor : Satan t'aurait-il emporté ?
Mets fin, je t'en supplie, à mon anxiété.
Quand le vent dans les bois mugit avec furie,
Quand la nuit est bien sombre, à la pauvre *Marie*
Je pense malgré moi ; témoin de son destin,
Son voile m'apparaît flottant au haut d'un pin.
Si j'acquérais, un jour, la triste-certitude
Que son malheur du tien n'était que le prélude,
Tu me verrais bientôt, interrompant mes vers,
Comme autrefois Orphée, arriver aux enfers.
A défaut de sa lyre, à défaut des merveilles,
Qui du cruel Pluton charmèrent les oreilles,

Ermite de la Cance, et toi, *frère Gaillard*,
Je voudrais emprunter le secours de votre art.
Tu les seconderais, ô *Naïade bretonne*,
Qu'on prendrait aisément pour le fils de Latone.
Satan fût-il plus dur que l'antique démon,
A vos tendres accens saisi d'émotion,
Il verserait des pleurs, et lâcherait sa proie,
Les damnés connaîtraient les douceurs de la joie;
Mais détournons nos pas de ce *terrain brûlant :*
Mon ami *Jean qui conte* est un trop bon vivant
Pour éprouver jamais le destin de *Marie*,
Et, s'il se tait, je crois que c'est par incurie.
Avec plaisir pourtant, au fond de mon hameau,
De toi je recevrais un article nouveau,
Cher collaborateur; conte-nous quelque chose,
Toi qui sais t'exprimer en poétique prose.
Puis n'as-tu pas conçu le louable projet
D'aborder tôt ou tard un très-grave sujet ?
Hâte-toi, mon ami; malgré l'antipathie,
Que j'éprouve toujours pour la philosophie,
Je lirai cet article avec l'attention
Que mérite l'objet de ta discussion.
Ne mets donc pas le comble à mon impatience,
En restant plus long-temps dans un morne silence.

Août 1844.

A LA NAÏADE.

—

Pourquoi, Nymphe des eaux, de ta plaintive voix
Réveillant, chaque jour, les échos de nos bois,
Veux-tu livrer nos cœurs à la mélancolie?
N'est-ce donc pas assez de la feuille jaunie
Qu'emporte l'aquilon au sommet du rocher,
De l'hirondelle enfin qui fuit notre clocher,
Pour jeter dans notre âme une sombre tristesse?
Tu regrettes, je sais, ces jours de douce ivresse,
Où de l'aimable Ermite écoutant les chansons,
Tu venais, avec moi, t'asseoir sur les gazons;

Ils reviendront ces jours : oui, j'en ai l'espérance,
Nous entendrons encor l'Ermite de la Cance.
On m'a dit qu'il avait des pénates nouveaux,
Au penchant d'un coteau, sur le bord de tes eaux.
Ecoute, quand l'oreille, en toute la nature,
Ne perçoit d'autre bruit que le léger murmure
De la Cance fuyant à travers les vallons :
Peut-être entendras-tu ses joyeuses chansons.
Mais, si trompant, hélas! ma plus chère espérance,
L'Ermite persistait à garder le silence,
Faudrait-il délaisser nos limpides ruisseaux
Et sous un autre ciel essayer tes pipeaux?
Non : reste dans ces lieux, ô ma chère compagne,
Trop long-temps dans son sein la jalouse Bretagne
A de ton beau talent recelé le trésor.
Si notre orchestre a pris un merveilleux essor,
Il le doit, crois-le bien, à ton archet magique;
Il me semble, Naïade, aux sons de ta musique
Voir déjà voltiger le gracieux essaim
Qui doit bientôt orner les salons de Mortain.

Octobre 1844.

RÉPONSE A LA NAÏADE.

—

Naïade, il est bien vrai que l'adulation
A, de la ville aux champs, étendu son poison;
Mais te louer n'est pas dire une flatterie :
Seulement c'est blesser ta grande modestie.
Trève de complimens! à quoi donc songes-tu,
Lorsque des avocats contestant la vertu,
Tu prétends que quiconque embrasse leur carrière
Doit médire ou flatter, sans qu'il pense mal faire ?
Erreur ! ma chère, erreur ! suivant moi, l'avocat
Qui flatte ou qui médit, ternit son noble état;
Et, s'il en est quelqu'un dans notre belle France,
Par bonheur ce n'est pas sur les bords de la Cance.
Tu dis (nouvelle erreur) qu'en ma profession
J'ai contracté l'amour de l'adulation;

Nymphe, voici les faits : sans goût, sans aptitude,
On m'envoya du droit entreprendre l'étude.
Puis, au bout de trois ans, je repris le chemin
De mon hameau chéri, muni d'un parchemin
Que j'ai toujours gardé, jusqu'ici, dans ma poche.
Personne ne peut donc m'adresser le reproche
D'avoir, même une fois, en vil adulateur,
Flatté par mes discours le juge ou l'auditeur.
Pour briller au palais, il faut de l'éloquence ;
Et moi, qui n'en ai pas, je garde le silence,
Mais je tire parti de l'étude des lois,
En éclairant *gratis* les autres villageois.
Quand il s'agit du droit, mon style est prosaïque :
Je crois devoir ici terminer ma réplique.

Novembre 1844.

A NOS LECTEURS.

Excusez, abonnés du journal de Mortain,
Si marchant d'un pas lent et parfois incertain,
Nonobstant vent et neige, au milieu de la glace,
J'erre dans les sentiers du rapide Parnasse.
Ne croyez pas pourtant que je sois aux abois :
N'est-ce pas aujourd'hui la quatorzième fois
Que, la plume à la main, abaissant ma visière
Comme tous mes rivaux, j'entre dans la carrière?
A mon premier appel plusieurs ont répondu,
Des autres mon second sera-t-il entendu?
Je ne sais... Il faudrait que le moindre village
De son style local envoyât une page.
Me serais-je trompé? J'ai cru m'apercevoir
Que six de nos cantons n'ont pas fait leur devoir.
Juvigny, Le Teilleul, Isigny, Saint-Hilaire,
Sourdeval et Saint-Pois, à l'assaut littéraire
Quand donc prendrez-vous part? lecteurs de Barenton,
Me laisserez-vous seul soutenir le canton?
Voilà bientôt un an qu'oubliant ma faiblesse
Je fendis, sous vos yeux, les ondes du Permesse.
J'ai beau vous appeler, chacun demeure au port
Et pour me seconder ne fait aucun effort.

De notre frêle esquif craignez-vous le naufrage?
Chimère! Il a déjà bravé plus d'un orage,
Et nos hardis essais du succès couronnés
Attirent au bureau de nombreux abonnés.
Vaincus par notre ardeur et par notre constance
Nos censeurs ont montré leur honteuse impuissance :
Oui, l'on a reconnu dans leur loquacité
Le symptôme certain de l'incapacité;
Mais, pour se consoler, pensant faire merveille
De prétendus bons mots ils fatiguent l'oreille.
Ainsi, dans nos forêts, un pauvre bûcheron,
Quand sur l'herbe agitée il remarque un sillon,
Frappe du pied le sol, et bientôt dans la terre
Voit rentrer en sifflant la hideuse vipère.
A critiquer mes vers leur temps est bien perdu :
Ai-je donc quelquefois follement prétendu
De style en mes écrits vous offrir un modèle?
Non. Privé de talent je fais preuve de zèle;
Je ne saurais souffrir que l'arrondissement
Manquât seul de Journal dans le département.
Qu'à marcher sur mes pas chacun de vous s'applique,
Et que, sans redouter la censure publique,
Il se montre fidèle au vulgaire dicton :
A force de forger on devient forgeron!

Décembre 1844.

AVIS AUX CÉLIBATAIRES.

—

> . . . . . Quid non mortalia pectora cogis,
> O crudelis Amor! . . . .
> Una salus victis nullam sperare salutem.

Lorsque du Mont-Saint-Jean la fatale bataille
Coucha tant de Français sur un lit de mitraille,
Le grand Napoléon, pour défendre Paris,
De sa garde assembla les glorieux débris,
Et, sans la trahison, l'Empereur Alexandre,
Avant de l'occuper, l'aurait réduit en cendre.
Pour moi, qui vois l'hymen, depuis trois ans au plus,
Ravir au célibat plus de trois cents vaincus,

Dans l'intérêt commun, n'est-il pas nécessaire
Que j'appelle au combat le Corps célibataire?
Près de notre drapeau venez tous vous ranger,
Car plus vous attendez, plus s'accroît le danger.
Ainsi que sur nos chefs les cheveux s'éclaircissent,
Ainsi de jour en jour nos rangs se dégarnissent.
Quelques-uns d'entre vous ont peut-être frémi,
En voyant déserter dans le camp ennemi
L'homme qui, cinquante ans, illustra sa carrière
En portant avec cœur notre blanche bannière.
A sa place pourtant (disons la vérité)
Plus d'un célibataire aurait été tenté;
Et si jamais quelqu'un de trahison l'accuse,
Sur son excellent choix qu'il base son excuse.
Vous pouvez employer un semblable argument,
Vous qui de l'amitié prêtâtes le serment
A ces jeunes moitiés, dont l'aimable présence
Doit encore embellir les bords de notre Cance.
Mais que viens-je de dire? amour, je m'aperçois
Que contre moi tu veux épuiser ton carquois.
Illustres vétérans, accourez à mon aide,
Et concertons-nous tous, pour y trouver remède.
Est-ce une illusion? sur mon cœur virginal
Je sens s'appesantir le virus conjugal.
Ainsi, dans les cités de la noire Angleterre,
Les miasmes vomis par le charbon de terre
Inoculent le *spleen* aux tristes habitans,
Et les font au tombeau descendre avant le temps.
Au moins l'Anglais peut-il des bords de la Tamise
S'élançant sur les mers vers Naples ou Venise,
Trouver contre l'ennui des sites protecteurs,
Et braver du charbon les impures vapeurs;
Mais nous, contre l'amour comment donc nous défendre?
— *Le salut des vaincus est de n'en point attendre:*
Voilà mon sentiment. Si nos sages Doyens
Ne peuvent indiquer de plus puissans moyens,
Bataillon virginal, il faut que tu t'inclines,
Pour passer à ton tour par les *fourches caudines.*
Qu'ils parlent ou sinon, j'aurai bientôt opté
Entre un grand sacrement et ma virginité!

Janvier 1845.

A LA NAÏADE.

—

Eh bien ! Nymphe des eaux, quand perdant l'espérance
D'entendre désormais l'Ermite de la Cance,
Rêveuse tu levais la tête sur les flots
Et, le jour et la nuit, éclatais en sanglots,
Ne disais-je pas bien qu'à ta sombre tristesse
Succéderaient encor des transports d'allégresse ?
L'autre jour que le froid, formant d'épais glaçons,
Te retenait captive au fond de nos vallons,
N'as-tu pas entendu notre joyeux Ermite
Mêlant sa belle voix au chant du Troglodyte ?
Oui, tu l'as entendu : ce jour-là mes chevreaux
Broutaient des joncs marins sur le bord de tes eaux ;
Le passereau, malgré l'absence du feuillage,
Sur un vieux peuplier commençait son ramage,
Et moi préoccupé de sentimens d'amour,
De la saison des fleurs j'invoquais le retour.
Tout-à-coup le vieillard sent ses forces renaître,
Et d'un bras vigoureux entr'ouvrant sa fenêtre,
Il adresse à l'oiseau sa touchante chanson.
Tu ne peux maîtriser ta vive émotion,
Et tu sors en courant de ta prison de glace ;
Je laisse mes chevreaux, je vole sur ta trace.
Nous arrivons tous deux au sommet des coteaux,
Où l'Ermite a fixé ses pénates nouveaux.
Je crois entendre encore, au milieu du silence
Qu'interrompt seulement le doux bruit de la Cance,
De ce noble vieillard les chants harmonieux
En cadence montant vers la voûte des cieux.
Espérons que ces chants ne sont que des prémices ;
Le printemps apparaît sous les meilleurs auspices.

Mars 1845.

2

A MONSIEUR L'ÉDITEUR DU *MORTAINAIS*.

—

L'autre jour je bâillais, quand le facteur rural
Au foud de mon village apporta ton Journal.
J'applaudis : tu disais que la littérature
Y ferait alliance avec l'agriculture,
Et que des faits locaux, par leur variété,
Des lecteurs piqueraient la curiosité.
Bravo! cher Editeur; fidèle à tes promesses,
De l'arrondissement exploite les richesses,
Et bientôt tu verras, pour prix de tes travaux,
Ton Journal répandu dans les moindres hameaux.
C'est aux hameaux surtout que ta feuille est utile;
Là manquent les plaisirs que réunit la ville :
Ni spectacles, ni bals, ni récréations.
Le pauvre villageois s'endort sur ses tisons,
A moins que, par hasard, quelque mauvais Génie
Ne lui souffle le feu de la Métromanie.
D'ailleurs, qui ne voudrait, acheter quelques francs
Les ouvrages d'auteurs, sortis de tous les rangs?
Car à ton simple appel s'empressant de répondre,
Tous les divers talens vont ici se confondre.
Amateurs de jardins, agronomes, docteurs,
Légistes, musiciens et versificateurs,
Nont-ils pas adopté nos rochers pour asile?
Quel pays en savans fut jamais plus fertile?
Que, sans rivalité, chacun offre au lecteur
Le fruit des facultés qu'il tient du Créateur.
Pour moi, du feuilleton voulant avoir l'étrenne,
Je grimpe sur Pégase et descends dans l'arène :
J'aime à presser les flancs de ce coursier fougueux.
Ainsi jadis les Grecs, aux Olympiques jeux,
Brûlant de se couvrir d'une noble poussière,
Sans craindre les dangers, entraient dans la carrière.
Ainsi, chez nous encor, les plus faibles joûteurs,
Se présentent d'abord aux yeux des spectateurs;

Ensuite, pour ne pas lasser leur patience,
Un vigoureux rival dans la lice s'élance.
Je ne saurais, lecteurs, me faire illusion :
Pour ne pas abuser de votre attention,
Au quarantième vers il faut que je m'arrête,
Et qu'à me remplacer quelqu'un de vous s'apprête.

Avril 1846.

AU CAMPAGNARD.

—

Modeste *Campagnard*, dont le simple pinceau
Des rives de la Cance esquissa le tableau,
Puissent les Mortainais, te prenant pour modèle,
Rivaliser bientôt de talent et de zèle !
Qui peut, sans être ému, regarder le torrent
Près duquel le chemin se tord comme un serpent,
Quand le courant grossi quelque temps par l'orage
Dans le gouffre béant précipite sa rage ?
Du fond, les flots battus remontant en vapeurs,
Des rochers escarpés dépassent les hauteurs.
Sur le point culminant où s'arrête la vue,
Au gré des vents, les pins balançant dans la nue
Leurs élastiques troncs chargés de verts rameaux,
Mêlent leur bruit lugubre au grondement des eaux.
Mais nous avons assez admiré la nature;
Des ouvrages de l'art commençons la peinture :
Quels contrastes frappans ! D'abondantes moissons
Remplacent, dans ces lieux, de stériles chardons;
Du sommet des rochers et du flanc des collines,
Les bois, les prés fleuris ont banni les épines.
Puisse, par les conseils de la *Société*
Chaque cultivateur vivement excité,
De ses champs sillonnés féconder les entrailles,
Et des terrains en friche extirper les broussailles !
Déjà de beaux coursiers et de puissans taureaux
Dans les marchés voisins attestent ses travaux;

Déjà, grâce à ses soins, de précieuses graines
De l'arrondissement ont enrichi les plaines.
Excuse, *Campagnard*, cette digression
Que vient de me dicter mon admiration.
Elle s'accroît encore, à l'aspect des machines
Qu'anime la vapeur dans ces vastes usines,
Où sur mille fuseaux s'enroule le coton :
D'un peuple industrieux sublime invention !
Sous ses toits ardoisés, immense fourmillère,
Vit heureuse, aujourd'hui, cette classe ouvrière,
Pauvre jusqu'au moment où CHANCÉ sur nos bords
Du commerce rouennais apporta les trésors.
Dors en paix, noble cœur, sans redouter l'envie:
Cette gloire jamais ne te sera ravie ;
D'ailleurs, n'aurais-tu pas la consolation
De penser que ta fille est digne de ton nom ?....
Suis-moi donc, *Campagnard*, jusqu'à l'ancien portique,
Par lequel on arrive à cette Basilique,
Dont la flèche étalait un coq audacieux :
Il semblait, m'a-t-on dit, s'élancer vers les cieux.
Un jour, comme à Mortain, la désastreuse foudre,
Eclatant dans les airs le réduisit en poudre.
Là, des vierges d'abord, aux voiles toujours blancs,
Sous la voûte entonnaient de religieux chants ;
Dans le cloître régnait le plus morne silence,
Que troublait le vent seul ou le bruit de la Cance.
D'autres vierges, aussi, de leurs soins empressés
Entourèrent plus tard des pauvres, des blessés.
Maintenant, dans ces murs, une ardente jeunesse,
Aux heures de loisir, se livre à l'allégresse.
Mais, j'entends les doux sons du cornet à piston
Que répètent au loin les échos du vallon ;
Quels séduisans accords ! Quelle suave harmonie !
Reposons-nous ici : notre tâche est finie.

Juin 1846.

CAUSERIES POÉTIQUES D'UN PAYSAN DU DANUBE.

—

A M. l'Editeur du Journal le Mortainais.

Odi profanum vulgus et arceo!....

Comme, au nouveau Palais, quelque jeune avocat,
Coquettement paré de son plus fin rabat,
De la sonorité voudra faire l'épreuve,
Afin d'y protéger l'orphelin et la veuve;
De même je succombe à la tentation
De doter ton Journal, d'un premier feuilleton.
Quels progrès il a faits! Cent-cinquante exemplaires
Signalent aux cantons nos exploits littéraires,
Et même, — qui l'eût cru, — mes vers alexandrins
Sont déjà parvenus jusqu'aux bords africains.
Parmi tes abonnés, j'oserais le prédire,
Bientôt Abd-el-Kader viendra se faire inscrire,
Et ton nouveau format, débarquant à Canton,
Un jour, amusera la Chine et le Japon.
Conduit par la vapeur, à travers l'Atlantique,
Ton Journal atteindra l'une et l'autre Amérique,
Enfin, de Taïti franchissant le rempart,
Réjouira Pomaré, veuve de son Pritchard....
Tu fais, me diras-tu, *des châteaux en Espagne;*
Non, mon cher Editeur, *mais je bats la campagne*,
J'imite, sur ce point, les auteurs de nos jours,
Qui n'arrivent au but que par mille détours,
Et qui, le plus souvent, ne déposent la plume,
Qu'après avoir écrit un énorme volume.
Pour se justifier ont-ils quelques moyens?
J'ignore, mais il faut que j'expose les miens :
Si je traite un sujet, puisé dans notre ville,
La crainte de blesser le rend très-difficile.

Quelquefois le lecteur voit une allusion,
Où l'auteur n'avait pas eu cette intention.
Qu'inspiré par ma Muse et me sentant en veine,
J'aborde heureusement un plus vaste domaine,
Les censeurs aussitôt de s'écrier en chœur :
« *De ces vers il n'est pas le véritable auteur.* »
Honte aux compilateurs! Mes vers sont mon ouvrage,
Je n'ai jamais au paon emprunté son plumage :
J'aimerais mieux, je crois, endosser son habit,
Que d'oser d'un auteur reproduire l'esprit.
Quand à versifier on sent son impuissance,
On doit se confiner dans un humble silence;
Pour moi, si j'ai recours à la publicité,
Ce n'est pas pour sortir de mon obscurité;
J'aurais pu figurer sur un autre théâtre,
Mais je craignais le sort de ces têtes de plâtre,
Qui se brisent souvent au moindre tourbillon.
Je te foule à mes pieds, perfide ambition !
Plus heureux que Gilbert ainsi que Malfilâtre,
De mon foyer glacé je puis réchauffer l'âtre,
Et parcourir, sans faim, les rochers et les bois;
Sous leurs lambris dorés, je plains même les rois.
Au lieu des froids brouillards des rives de la Cance,
Je voudrais avoir eu pour berceau la Provence :
Oui, je te porte envie, heureux Barthélemy,
Toi qui reçus le jour sous le ciel du midi.
Mais, pourquoi regretter de citer pour patrie
Les prés, les champs plantés de la belle Neustrie?
Peut-être la nature, en un pays brûlant,
M'eût-elle refusé ton précieux talent;
C'est des Dieux qu'on le tient, l'art de la poésie :
S'abreuver, avec eux, de Nectar, d'Ambroisie,
Et du grand Apollon encenser les autels,
Voilà le sort divin de bien peu de mortels.
Malgré tous ses efforts, le profane vulgaire
Ne parviendra jamais au sacré Sanctuaire.

Janvier 1847.

EXPLICATIONS.

Regnum meum non est ex hoc mundo.

Reddite quæ sunt Cæsaris, Cæsari; et quæ
sunt Dei, Deo.

Le peuple a prononcé sur les Candidatures;
Et devant son arrêt tombent les conjectures;
Les Citoyens élus dans ce département
Vont bientôt l'illustrer au nouveau Parlement.
Moi, que la Royauté n'avait pu *satisfaire*,
Et qui suis *satisfait* de ce choix exemplaire,
A mes concitoyens j'explique, dans ces vers,
Ce que plusieurs d'entre eux ont compris de travers;
— « Voyez-vous — a-t-on dit — la brebis égarée
» Sur les pas vagabonds du citoyen *Perrée ?*
» Depuis plus de dix ans qu'il reçoit son Journal,
» Il veut nous imposer le système infernal,
» Qui condamne le Prêtre à dire son bréviaire
» Sans jamais déserter le sacré Sanctuaire ! — »
De grâce, entendons-nous : Je prétends qu'un Pasteur
Qui craint, de bonne foi, quelque loup ravisseur,
Doit, nuit et jour, veiller à ce que dans un piége
Ne puisse pas tomber le troupeau qu'il protège;
Pour nous pauvres brebis tout est épouvantail,
Pour nous tout est *péril*. Pourquoi donc du bercail
Vouloir vous éloigner? Chacun de nous seconde
L'un de vos candidats, le citoyen *Gaslonde*,
Et, grâce à notre appui, sur votre traitement
Aucun loup furieux ne peut mettre la dent.
Le peuple a dans sa force assez de confiance,
Pour croire que sans vous il sauvera la France.
Généreux défenseurs de la Religion,
Et non pas partisans de telle opinion,
Neutres entre nous tous, donnez-nous des exemples
D'amour, de charité, sans sortir de vos temples;
Ou, si vous en sortez, que ce soit pour offrir
Des secours au malade en danger de mourir.

Il doit trouver en vous l'ardeur apostolique,
Que bientôt éteindrait le souffle politique.
De la Fraternité le divin promoteur,
Avant tout, se montra grand conciliateur;
Au lieu d'interpréter Cicéron et Virgile,
Veuillez nous expliquer l'immortel Evangile,
Où Jésus le premier prêcha l'Egalité,
L'amour de son Prochain, enfin la Liberté.
Vive la Liberté ! Vive la République !
Leurs noms seuls font crouler le pouvoir despotique.
Honneur, cent fois honneur au Pontife Romain !
Il nous a du bonheur ouvert le vrai chemin.

Mai 1848.

ILLUSIONS.

—

Dans les illusions s'écoule notre vie :
Une illusion est d'illusions suivie.
Aussitôt que l'enfant a connu la douleur,
Aux jours de la jeunesse il attend le bonheur;
A peine adolescent, l'âge mûr lui présente,
Comme un prisme trompeur, l'objet de son attente;
Homme, c'est dans le temps de la caducité
Qu'il espère jouir de la félicité;
La vieillesse à son tour, par un nouveau mirage,
Jusqu'au bord de la tombe anime son courage.

Décembre 1850.

EPITRE HISTORIQUE AU BARREAU DE MORTAIN,

SUR LE DANGER D'EXHIBER UN DIPLÔME DE LICENCIÉ EN DROIT.

—

Qui amat periculum, peribit in illo.

Voilà déjà sept ans qu'oubliant ma faiblesse,
De mon pays natal j'inaugurai la presse.

Aujourd'hui, permettez, aimables avocats,
Que, pour vous dérider, au sein de vos débats,
Un confrère en *diplôme*, et non pas en *patente*,
De ses alexandrins lâche ici la détente.
Je désire, en retour, que votre hilarité
Egale, en les lisant, leur excentricité.
Moi, qui produis le vers, comme un poirier la poire,
Je vais vous raconter une petite histoire.
C'était au bon vieux temps ; le modèle des rois,
Pour mieux servir l'Etat, rajeunissait ses bois.
« Il suivait, dira-t-on, la méthode allemande,
» Et sur le prix d'un roi faut-il donc qu'on marchande ? »
Eh bien ! n'en parlons plus : je voulais préciser
Et l'époque et les faits que je vais exposer.

Un avocat m'aborde, et, d'un ton de reproche,
— « Garderas-tu, dit-il, ton diplôme en ta poche ?
» Augmente notre nombre ; on pourrait nous dénier
» Le droit, l'important droit d'élire un bâtonnier. »
— « Ne crois pas, cher ami, qu'à cela je consente ;
» Mon œil à l'horizon voit poindre la patente,
» Et puis en m'inscrivant avocat amateur,
» Je craindrais de passer pour un solliciteur.
» Je n'ai pas, tu le sais, l'échine assez flexible,
» Mais enfin on pourrait, comme fils d'éligible,
» Sans raison m'accuser ; pour bannir les soupçons,
» Je ne prendrai jamais trop de précautions. »

Si j'ai fui le danger, je le dois à moi-même.
Oh ! il me semble entendre, armé d'un froid dilemme,
L'impitoyable Fisc, en se croisant les bras,
Me dire : « Exercez-vous ou n'exercez-vous pas ?
» Je divise par quinze, en cas d'affirmative,
» De votre appartement la valeur locative,
» Et, dans le second cas, je vous fais retrancher
» Du tableau sur lequel vous vouliez figurer ;
» En un mot, payez vite ou battez en retraite. »
Le Fisc, d'un air malin, eût ri de ma défaite.

Avec mes vingt-cinq francs j'aime bien mieux chasser
Que d'acheter si cher le droit d'avocasser ;

La nature envers moi se montra trop marâtre,
Pour que j'ose adopter le barreau pour théâtre,
Mais le ciel, au défaut du talent d'orateur,
M'a doté de celui de versificateur.
C'est ainsi qu'un aveugle, à travers les villages,
Des horloges allait réparer les rouages,
Et, sans avoir de chien, avec son seul bâton,
De chaque campagnard visitait la maison.
C'est à toi qu'on doit tout, divine Providence !
Comment te témoigner notre reconnaissance,
En voyant ta sagesse, — ineffable bonté ! —
Apporter un remède à notre infirmité ?
Profitant de tes dons, je passe à l'aventure
Que m'occasionna l'imparfaite couture
De la poche ou j'avais caché mon parchemin;
Pourquoi donc s'arrêter en un si beau chemin ?
D'ailleurs c'est aujourd'hui qu'un nouvel an commence;
Tombez, tombez, mes vers, tombez en abondance.

Deux administrateurs voulurent m'*écharper*,
En déjeûnant un jour, mais je pus échapper
Au péril, en citant un de nos vieux adages :
Les charges doivent être où sont les avantages.
O spectacle instructif ! l'honneur, le seul honneur
D'être appelé par eux *cher collaborateur*
Etait souvent offert; les places lucratives
Encombraient les bureaux de pressantes missives.
Sceptre municipal, tu n'es pas un objet
Qui serve aux intrigans à gonfler leur *gousset.*
Tels on voit des corbeaux pousser des cris de joie,
Et traverser les airs, pour fondre sur leur proie;
Tels on voyait alors de vils solliciteurs
Courir s'agenouiller aux pieds des corrupteurs.
Ce règne maintenant appartient à l'histoire;
La honte pour toujours en a terni la gloire.
Je laisse le champ libre à tes admirateurs,
Monarque détrôné; pour moi, dans tes douleurs
J'ai vu le doigt de Dieu : la morale publique
Exigeait ton exil sur le sol britannique.
Mais que vois-je ? une tombe ! arrêtons là nos pas :
Apprenez qu'une erreur peut hâter le trépas.

Je proclame innocens et tes fils et ta veuve !
Si de l'adversité vous partagez l'épreuve,
Courage ! un noble cœur vous a fait entrevoir
De rentrer, comme lui, le séduisant espoir.
Ainsi , sur un bateau , dans une traversée,
Par l'excès de chaleur la vapeur condensée
Fait voler en éclats de fragiles parois,
Frappant en même temps les chauffeurs maladroits,
Et, sans distinction ni de sexe ni d'âge,
De nombreux passagers subissent le naufrage.
Un autre nautonnier, affligé de leur sort,
Recueille les vivans et les ramène au port.

Pégase, mon ami, n'oubliez pas qu'Icare,
En voulant s'élever, descendit au Ténare.
J'ai déjà trop parlé : nos lecteurs, sans débat,
Vont tous me confirmer le titre d'avocat.
Je le suis quelquefois ; à ta verve, Molière,
Si tu vivais encor, je fournirais matière :
Oui , tu nous donnerais l'*avocat malgré lui.*
Parfois de la maison quand je me suis enfui,
Redoutant la chicane, et qu'Apollon m'inspire,
Quand je suis, en un mot, au comble du délire,
Un maudit villageois , un dossier à la main,
Me ravit une rime au détour du chemin.
Alors dans l'embarras, sans lois, sans interprètes,
Comme un myope auquel on prendrait ses lunettes,
Il me faut éclaircir, privé de mon Rogron,
Certains points sur lesquels pâlirait un Troplong.
Dieu veuille que jamais de semblables misères
Ne puissent vous atteindre, ô mes heureux confrères,
Et, quand vous plaiderez au tribunal nouveau,
Puissent vos argumens ne pas tomber dans l'eau !

Si par hasard quelqu'un, en lisant cette histoire,
S'était trouvé frappé, comme on l'est par la poire
Qui tombe sur le nez, puisse la guérison
Succéder promptement à la contusion !
Mais avant de finir, fût-ce une anomalie,
Satisfaisons Tinguy, contentons Laboulie ;

N'avons-nous pas prêté le serment solennel
D'obéissance aux lois, devant la cour d'appel ?
De mon nom, de mes goûts je ne fais pas mystère :
Je suis Français de cœur, Anglais de caractère.

Janvier 1851.

SAINT-PAIR.

—

Au bord de l'Océan et non loin de Granville,
On aperçoit Saint-Pair, dont le séjour tranquille,
Réfuge de la joie et de la liberté,
Attire les baigneurs, et leur rend la santé.
Les jardins et les toits couvrant un monticule,
Les bains si précieux, pendant la canicule,
Le glaïeul du ruisseau, les ruines du moulin,
La fontaine Saint-Gaud, si chère au pèlerin,
Le vieux clocher tronqué, son coq, veuf de sa queue,
Se mirant dans la mer à la vague si bleue,
Surpassent les palais, les prodiges des arts,
Les temples de Paris et ses fiers boulevards.
Leur poudreux *macadam* et leur chétif ombrage
Valent-ils donc le sable et l'air frais de la plage ?
— Là, quel affreux cahos ! les monceaux de moëllons
Interceptant partout le passage aux piétons
Menacent de les tuer, si Dieu ne les protège ;
Ne penserait-on pas que la ville est en siége ?
C'est un bruit, un tapage, un véritable enfer !
Pour fuir, le voyageur prend le chemin de fer.
— Ici, vous n'entendez que les flots, dont la rage
Vient battre quelquefois les rochers du rivage,
Les rires expansifs, les joyeuses chansons
Des baigneurs regagnant leurs agrestes maisons.
Chaque soir, des enfants la troupe vagabonde
Sur la place publique accourt danser en ronde ;

La lune de leurs jeux admirant la gaîté
Semble de ses rayons augmenter la clarté.

Oh ! qu'ils sont beaux les jours de la trop courte enfance!
Le cœur s'épanouit, et tout est espérance :
On n'a point du passé l'importun souvenir ;
Un prisme éblouissant embellit l'avenir.
Ne les détrompons point, ces pauvres créatures,
Leurs chants sont si naïfs ! leurs jouissances si pures !
Assez tôt à leurs yeux, — dure fatalité ! —
La vie apparaîtra dans sa réalité.

Saint-Pair, le 18 août 1853,

VERS JOINTS AU BOUQUET D'UN PROFESSEUR.

—

Ne cherchez point dans ces fleurs d'oranger
De notre cœur la peinture fidèle,
    Car leur éclat est passager,
    Notre gratitude éternelle.

EPIGRAMME.

—

Un sacristain, homme sans artifice,
Disait, un jour, à sa chère moitié :
« En revenant du divin sacrifice
» Que vient d'offrir monsieur notre Curé,
» J'ai remarqué, — mon bonheur est sans bornes, —
» Qu'à lui j'étais semblable en tous les points,
» A cela près qu'il me faudrait trois cornes. »
« — Oh ! lui dit-elle, il vous en faudrait moins. »

EPIGRAMME.

—

Un plaideur, en voyant les immenses travaux
De certain tribunal envahi, par les eaux,
Furieux, s'écria : « Quelle étrange malice !
» Ont-ils donc le projet de noyer la justice ? »

3

SONNET

à Guillaume-le-Conquérant.

Honneur au conquérant Guillaume,
des Normands le Napoléon !
Sous les lambris et sous le chaume
On cite son immortel nom.

Charmans pommiers de la Neustrie,
Vous ombrageâtes son berceau ;
Si ce pays fut sa patrie,
Il renferme aussi son tombeau.

Du héros d'Austerlitz, d'Arcole
Resplendirait mieux l'auréole,
S'il eût triomphé d'Albion.

Pour toi, Guillaume, quelle gloire
D'avoir, conduit par la Victoire,
Brisé le sceptre Anglo-Saxon !

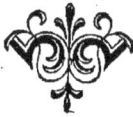

NOTES.

—

Je crois devoir prévenir le lecteur, que j'ai composé une partie de cet opuscule, pendant mon séjour à Coutances, comme juré. Cette session n'a duré que neuf jours, pendant lesquels j'ai siégé douze fois, dont deux, comme chef du Jury. Il est donc facile de voir que je n'ai pas perdu de temps. Mes rapports avec les hommes d'élite, qui composaient le Jury, ont aussi absorbé quelques moments, que je suis loin de regretter. Dieu veuille que je ne me trouve jamais en plus mauvaise compagnie !

—

Je ne blague pas en disant que mes condisciples étaient de rudes jouteurs. Pour me conformer à la maxime : *Sapiens nihil affirmat quod non probet*, je vais citer quelques noms, par ordre alphabétique :

MM.

Bazile, docteur-médecin à St-Hilaire.
Brionne, ancien professeur.
Cadet, juge de paix à Pontorson.
Cambernon, docteur-médecin à Granville.
Davalis, docteur-médecin à Granville.
Denis, professeur à Argentan.
Eudes, vicaire à Paris.
Gilbert, docteur-médecin à Avranches.
Jardin, pharmacien à Sourdeval.
Lemonnier, docteur-médecin à Mortain.
Lesplu-Dupré, avocat à Avranches.
Maillard, répétiteur de Mathématiques au Lycée de Caen.
Martin, Henri, doyen de la Faculté ès-lettres à Rennes.
Martin, Louis, professeur de Droit.

—

La logique veut que je cite mes professeurs par ordre chronologique, ce sont :

MM. Laurent, Lebrec, Renard, Fouqué, Delaunay, Lucas-Girardville, Turgis, Ducaurroi, Duranton, Bugnet, Berriat, Saint-Prix, Marc, Demolombe, Deboislambert, Feüguerolles, Rolley, Tissot, Burnouf, Andrieux et Robertson.

J'avais bien raison de ne pas désespérer de l'avenir de la presse Mortainaise ! le tirage du *Mortainais*, à la rédaction duquel je concours aujourd'hui, s'élève à 280 exemplaires. C'est beaucoup, pour une ville de deux mille habitans, et un arrondissement qui n'en compte guère que soixante-quinze mille.

———

La Naïade : M. Touboulic, employé des droits réunis.
L'Ermite de la Cance : M. Besson, entreposeur des tabacs.
Frère Gaillard : M. Champs ; juge de paix à Mortain.
Le Campagnard : M. Davy, juge de paix à Barenton.

———

Avant de terminer, je déclare sur mon âme et ma conscience, que j'ai été récemment surpassé en excentricité :

Un *quidam*, dont je ne me rappelle plus le nom, licencié en droit, *dit-on*, ne s'est-il pas imaginé qu'il userait et abuserait de son *influence*, pour déterminer ses collègues, simples conseillers municipaux, à décider en principe, que, *sans être enclavé*, et sans qu'il y ait *utilité publique*, il aurait le droit de traverser la propriété de son voisin ! Il paraît, du reste, qu'il avait compté sans son hôte, puisque son *ingénieuse* proposition a été rejetée. On assure que, s'il n'eût pas eu recours à la science d'Esculape, il était *flambé*. Je dois ajouter, comme ex-chef du Jury, qu'il y a des circonstances atténuantes en sa faveur, attendu qu'il n'a pas inventé la poudre à canon. Je tiens, du reste, ce fait d'un commis-voyageur : ce qui mérite confirmation. Ledit commis ajoutait que le *quidam* se considérait comme le successeur du maréchal St-Arnault, et que, habitué à voir le feu, il était très-apte à *enclouer* des canons.

——•——

L'auteur dudit opuscule prévient charitablement MM. les calomniateurs de haut et bas étage qu'il n'ignore pas les dispositions de l'art. 367 du Code pénal.

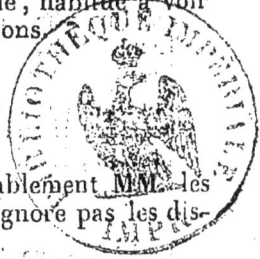

———

COUTANCES. —IMP. DE J.-J. SALETTES.

www.ingramcontent.com/pod-product-compliance
Lightning Source LLC
Chambersburg PA
CBHW060500210326
41520CB00015B/4033